AF138971

Anand Gupta

Die Ayurvedische Diät

Verbessern Sie ihre Gesundheit und verlieren Sie ihr
Übergewicht durch die ayurvedische Diät

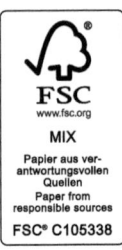

Bibliografische Information der Deutschen Nationalbibliothek:

Die Deutsche Nationalbibliothek verzeichnet diese Publikation in der Deutschen Nationalbibliografie; detaillierte bibliografische Daten sind im Internet über http://dnb.dnb.de abrufbar.

Herstellung und Verlag: BoD –
Books on Demand, Norderstedt

ISBN: 978-3-7386-2526-4

Inhaltsverzeichnis

Vorwort

„Du bist, was du isst". Diese Aussprache kennt sicher jeder und sie ist tatsächlich wahr. Doch bezieht sie sich nicht nur auf das physische, sondern auch auf das psychologische. Fettleibigkeit ist eine anerkannte Krankheit und wurde unerklärlicherweise auch zu einem gesellschaftlichen Tabu. Ein breiter, voluminöser Körper ist nicht nur ein Problem des Aussehens, sondern auch eines der Gesundheit. Doch kann man mit wenig Anstrengung Fettleibigkeit bekämpfen – indem man die eigenen Essgewohnheiten umstellt.

Gesunde Ernährung ist jedoch nicht nur eine adäquate Lösung für das Problem der Fettleibigkeit. Es ist auch eine tiefgreifende Veränderung der Gewohnheiten und ein Paradigmenwechsel, um nicht nur Gewicht zu verlieren, sondern es auch zu halten.

Ayurveda ist eine uralte medizinische Praktik, die den Menschen näher bringt bodenständig zu sein und der Erde näher zu kommen. Bei der Ayurveda-Diät geht es darum, Vollkost und frisch Produziertes zu sich zu nehmen. Um die wahre Kraft von frischem Gemüse und Obst zu entfalten, sollten sie frei von Pestiziden und anderen Chemikalien sein, die den Nährstoffwert beeinträchtigen könnten.

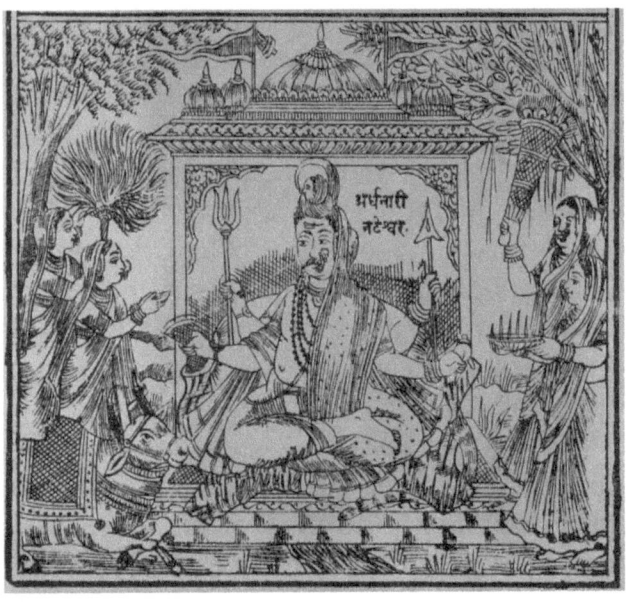

Dieses Buch soll ein Ratgeber dafür sein, was man bei der Ayurveda-Ernährung tun und lassen sollte und erklären, was sich hinter dieser Diät verbirgt. In diesem Buch werde ich Sie durch die Grundlagen führen und Ihnen erklären, wie die Diät Ihnen helfen wird und wie man sie am besten in Ihren Alltag einfügen kann. Ich werde Ihnen verraten, wie die Essgewohnheiten, die Sie momentan pflegen, Sie langsam umbringen! Lesen Sie dieses Buch und erfahren Sie alle über die Vorteile dieser Jahrhunderte alte Lebensweise, die sich langsam ihren Weg in unseren modernen und gefährlichen Lebensstil bahnt.

Kapitel 1: Ayurvedische Diät – Die richtige Basis

Ayurveda ist etwas, mit dem wir alle schon einmal kurz in Berührung gekommen sind, wenn auch nicht vollständig. Dieses bewährte Medizinsystem aus Indien ist ein sicherer und schneller Weg zur Gesundheit. Diese Diät folgt nicht wie so viele andere, einem komplexen Regelbuch mit erlaubten und verbotenen Dingen. Sie ist stattdessen direkt, einfach und einzigartig für Ihren Körpertypen und dadurch besonders effektiv. Wenn das Ziel die Gesundheit Ihres Körpers ist, sollte man nicht leichtsinnig damit umgehen. Das Beste an der ayurvedischen Diät ist, dass ihre Erfolge nicht nur auf Ihren Körper wirken sondern auch auf Ihr emotionales und mentales Wohlbefinden. Gesundheit von einem ganzheitlichen Standpunkt aus anzupacken wird Ihnen helfen, sich glücklicher, fitter und mehr im Reinen mit sich und der Welt zu fühlen. Bei Ayurveda handelt es sich um eines dieser bewährten Prinzipien, die der modernen Medizin in Hinblick auf langanhaltende, gesunde Lösungen einen Schritt voraus ist.

Um die ayurvedische Diät in Ihrem Leben effizient einsetzen zu können, müssen Sie zuerst Ihren Körpertyp nach den ayurvedischen Prinzipien verstehen. Es gibt dabei drei Typen oder „Dosha" – Vata, Pitta und Kapha. Jeder dieser Dosha besitzt eine individuelle Eigenschaft. Auch wenn es viele Methoden gibt, um den eigenen Körpertyp zu erkennen, ist der Rat eines ayurvedischen Arztes die genauste.

Es ist nicht unüblich, dass Menschen sich in zwei dieser Doshas wiedererkennen. Jedoch ist eines dieser beiden Doshas immer das dominantere. In den folgenden Absätzen werde ich Ihnen kurz die drei Doshas beschreiben, damit Sie auf Ihren Arztbesuch gut vorbereitet sind.

Der Kapha Dosha

Dieser Dosha gehört zu dem größten Körpertyp mit weiten Schultern und Becken, viel Ausdauer und dickem Haar. Dieser Typ ist eher ein langsamer Lerner, hat jedoch ein hervorragendes Gedächtnis. Dieser Typ ist emotional stabil, zuverlässig und sehr vertrauenserweckend. Menschen dieses Typs sind es, die eine Beziehung als deren Anker festhalten.

Menschen in dieser Kategorie haben ein ursprüngliches Ungleichgewicht in ihrem Körper, das schnell zu Nasennebenhöhlenverstopfung und schlechter Verdauung führen kann. Auch werden diese Personen schnell übergewichtig. Die Verdauung von Menschen mit einem Kapha Dosha kann durch Ernährungsergänzungsmitteln mit Knoblauch oder einer knoblauchreichen Ernährung verbessert werden. Eine Trockenmassage kann auch helfen, den Blutfluss zu verbessern. Trockenmassagen, auch bekannt als Aarshana, sind eine spezielle Form der traditionellen Massage, bei der mit rohen Seidenhandschuhen oder Luffa-Handschuhen gearbeitet wird. Trockenmassagen sind eine natürliche Art, um Wassereinlagerungen zu verlieren und Cellulite zurückzubilden.

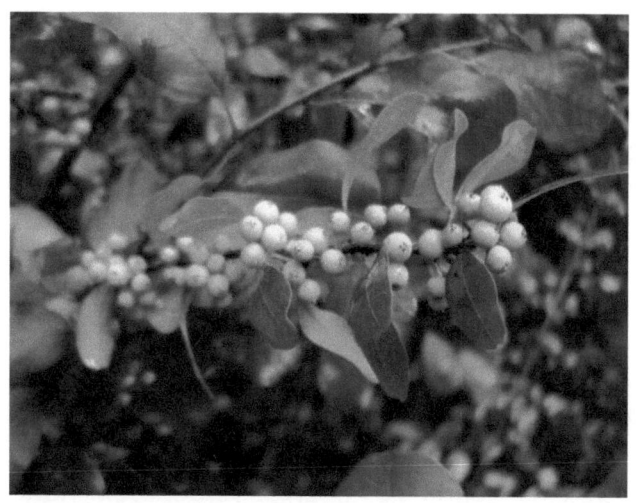

Guggul – Plant By Vinayaraj (Own work) [CC BY-SA 3.0
(http://creativecommons.org/licenses/by-sa/3.0)], via Wikimedia Commons

Der Metabolismus kann durch die Zunahme
von empfohlenen pflanzlichen Ernährungsergänzungsmitteln wie Guggul, einer Myrre-
ähnlichen Pflanze, verbessert werden. Neben
Ergänzungsmitteln sollte jemand mit einem
Kapha-Körpertyp regelmäßig Sport treiben, um
in Balance zu bleiben.

Die Diätveränderungen für diesen Körpertyp
umfassen den Verzicht auf Fette, Öle, Salz und
Süßigkeiten aufgrund der langsamen Verdauung. Hingegen sollten Sie viel Gemüse, das

reich an Ballaststoffen ist essen, mit vielen Gewürzen kochen und nur frische Lebensmittel zu sich nehmen.

Der Pitta Dosha

Menschen mit diesem Dosha haben einen mittleren Körperbau und weisen oft gut sichtbare Muskeln auf. Sie haben eine Tendenz, sich schnell warm zu fühlen und leiden darunter, dass ihr Haar schneller grau wird und verlieren schneller Haare. Sie haben außerdem sehr hohe Energielevel und einen rötlichen Teint. Wegen ihres starken Verdauungssystems ist es ihnen möglich, alles zu essen. Diese Menschen sind mental sehr stark, ambitioniert und sehr auf ihre Ziele fokussiert. Emotional werden diese Menschen von ihrer Leidenschaft angetrieben und geben sich mit nichts anderem als Perfektion zufrieden.

Gerät dieser Körpertyp aus der Balance, neigt er zu Zorn, leidet unter Entzündungsproblemen wie Ausschlag oder Kopfschmerzen und kann manchmal sogar Verdauungsprobleme bekommen, wie zum Beispiel Säure-Reflux und Geschwüren. Wegen ihrer natürlichen Workaholic-Art kommt es manchmal vor, dass sie sich ausgebrannt fühlen. Die Entzündungsprobleme dieses Typs lassen sich am einfachsten damit bekämpfen, vor jedem Duschen sowohl die Kopfhaut als auch die Füße mit Kokosnussöl einzureiben. Die Verdauungsprobleme lassen sich mit einer halben Tasse Granatapfelsaft mit Aloe Vera jeden Morgen auf nüchternen Margen mindern. Um den Stress der Arbeit abzuschütteln, können sie außerdem einen Löffel Rosenmarmelade mit oder ohne Toast zu sich nehmen.

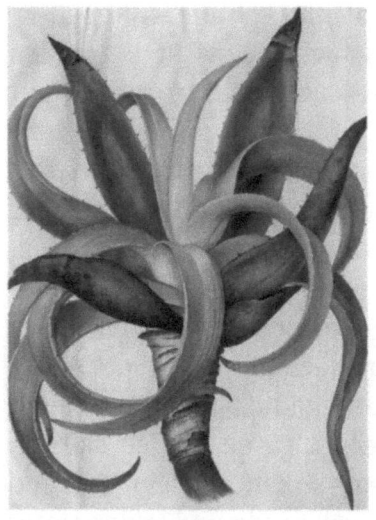

By Hans-Simon Holtzbecker (scanned from book) [Public domain], via Wikimedia Commons

Die Diät für diesen Pitta-Körpertyp sollte Kaffee, Alkohol, Gewürze, Essig und säurehaltige Lebensmittel wie Tomaten außen vor lassen. Stattdessen können sie sich satt essen an Melonen, Früchten und kühlenden Gemüsen wie Gurken, Salat und Grünkohl.

Der Vata Dosha

Der Vata Dosha ist der schlankeste der drei Körpertypen und macht sich bemerkbar durch einen dünnen Körper mit sichtbaren Knochen. Ihnen fällt es oft schwer, Gewicht zuzulegen und sie haben es oft kalt, haben trockene Haut und wenig sichtbare Muskeln. Sie lernen sehr schnell, haben jedoch ein schlechtes Gedächtnis. Dieser Typ ist sehr kreativ und ist offen für Veränderungen. Emotional sind diese Menschen enthusiastisch und sorgen sich schnell.

Ist die körperliche Balance gestört, erfahren Menschen mit dem Vata-Körpertyp schlechte Verdauung, Verstopfung und Aufgedunsenheit. Wegen ihrer trockenen Nasen fangen sie sich im Winter schnell eine Erkältung sein. Oft sind diese Menschen schnell müde und leiden unter Schläfrigkeit. Besonders hilfreich für diesen Körpertyp ist Triphala zur Nahrungsergänzung. Um Erkältungen zu verhindern wird ihnen geraten, ihre Nasen mit Nasenspray feucht zu halten, und die nächtliche Schlaflosigkeit kann mit einem strikten Tagesplan in den Griff bekommen werden. Jeden Tag zur selben Zeit zu Essen, zu schlafen und aufzustehen kann diesem Typ sehr helfen. Vor dem Zubettgehen kann auch ein Becher mit warmer, gewürzter Milch helfen.

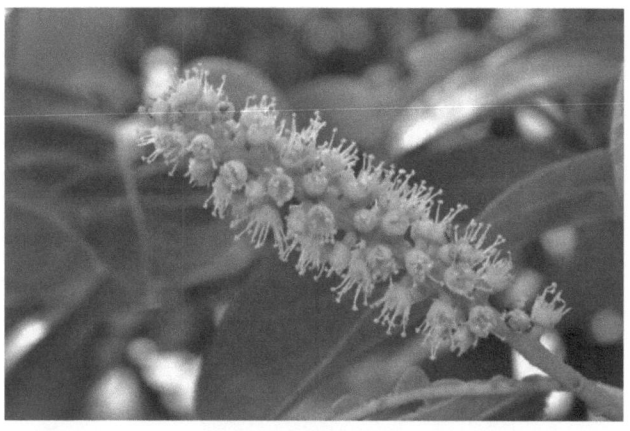

Triphala Flowers von Delonix (Eigenes Werk) [CC BY-SA 3.0 (http://creativecommons.org/licenses/by-sa/3.0)], via Wikimedia Commons

Für die Ernährung empfiehlt es sich, kohlenhydrathaltige Getränke, trockene Speisen und kalte Gemüse zu vermeiden. Dieser Typ sollte durchgekochte Speisen mit viel Flüssigkeit zu sich nehmen. Ebenfalls empfehlenswert sind gekochte Getreide, Nüsse und heiße Milch. Um die innerliche Trockenheit zu besiegen, sollten sie viel Butterschmalz zu sich nehmen.

Es sollte nun deutlich sein, dass jeder dieser speziellen Typen besondere Ansprüche an die Ernährung stellt. Der einzige Weg, Nahrung wirklich sinnvoll zu verwenden ist, dem Körper das zu geben, was er braucht. Wenn Ihr Körpertyp erst einmal erkannt wurde, können Sie im nächsten Schritt mit der gesunden Ernährung beginnen!

Kapitel 2: Eine Reise von tausend Meilen – der Anfang

Ayurveda ist eine 5000 Jahre alte Praktik, ein erprobtes und gefeiertes indisches Medizinsystem das in der westlichen Welt immer beliebter wird, da im Westen die Qualität unseres Essens stark abgenommen hat. Aufgrund von zu wenig Wissen folgen viele Menschen dieser Diät nur für eine Weile und sind schnell enttäuscht, wenn Sie keine Resultate sehen.

Um es noch einmal zu wiederholen: Die ayurvedische Diät ist kein Kult mit Regeln, sondern etwas, dem jeder für sich selber mit einer gewissen Disziplin folgen muss. Es ist eine Lebensaufgabe und muss jeden Tag befolgt werden. Dieses ganzheitliche System des Wohlbefindens richtet sich nicht nur darauf, gut zu leben, sondern sich auch gut zu fühlen. Um mit sich selbst Eins zu werden, muss man mit seiner Umgebung Eins werden und das ist es, worum es bei Ayurveda geht.

Das Wichtigste dabei ist es, die Balance im eigenen Leben durch besseres Essen herzustellen und sich dann anderen Dingen zuzuwenden. Plötzliche Diäten, die im Westen so beliebt sind, schaden mehr als dass sie helfen und können Folgen für den Rest des Lebens haben, wenn sie falsch angewendet werden.

Die ayurvedische Diät schreibt niemandem vor zu hungrig zu sein oder gar zu hungern. Stattdessen empfiehlt sie besser Essen, sodass der Körper mit den Herausforderungen, die wir täglich an ihn stellen, besser umgehen kann.

Wenn Sie sich nun fragen, wie Sie am besten mit dieser ayurvedischen Ernährung beginnen sollen? Halten Sie sich an die folgenden einfachen Schritte, einen nach dem anderen.

Räumen Sie Ihre Schränke aus und machen Sie Platz für gesunde Lebensmittel

Ist es normal für Sie, dass Sie sich durch den Tag hetzen und Ihre Einkäufe in aller Eile machen? Wenn das so ist, dann sind Ihre Schränke wahrscheinlich voll mit tiefgekühltem, schnellen Gerichten und gebratenen oder gegorenen Lebensmitteln. Um mit der ayurvedischen Ernährungsweise zu beginnen, ist der erste Schritt all diese schlechten Lebensmittel aus

Ihren Schränken zu entfernen und sie durch Speisen zu ersetzen, die Sie mit frischen, biologischen Zutaten kochen können.

Essen Sie ruhig

Versuchen Sie beim Essen Ihr Gericht so gut wie möglich zu genießen, sodass es eine erfüllende und sättigende Tätigkeit wird. Schlingt man ein Mahl nur herunter, bleibt man oft unzufrieden zurück, selbst, wenn der Hunger gestillt wurde. Essen ist ein so wichtiger Bestandteil Ihrer Gesundheit, dass Sie es unbedingt zu einer Ihrer höchsten Prioritäten machen sollten. Wenn Sie zum Essen eine Pause einlegen, dann können Sie Ihre Mahlzeit nicht nur genießen, sondern auch Ihre Energien neu aufladen und danach umso produktiver arbeiten. Konzentrieren Sie sich auf Ihr Essen und versuchen Sie, Störungen von sich fern zu halten. Es ist außerdem sehr wichtig, dass Sie das essen, was Ihr Körper dringend braucht. Wenn Sie also unter Übergewicht leiden, sollten Sie nicht nur Fette zu sich nehmen, aber Sie wollen auch nicht auf zu viel Energie verzichten. Ihre Art zu essen hat einen großen Einfluss auf Ihr Leben – gesund und in Balance.

Finden Sie heraus, was Ihnen gut tut

Das Prinzip der „Gunas" zu verstehen wird Ihnen helfen, Lebensmittel für Ihren Körpertypen zu finden. Um alle Vorteile ausnutzen zu können, sollten Sie herausfinden, welche Lebensmittel ihnen bekommen und welche nicht – und auf welche Weise.

„Sattvic"-Lebensmittel sind einfach zu verdauende, biologische und vollwertige, frische Gerichte die Ihren Körper stimulieren und Ihren Geist frisch und scharf halten. Diese sollen Sie am meisten zu sich nehmen.

„Rajasic"-Lebensmittel sind Chilis, Alkohol, Fleisch, Eier und eingefrorene/konservierte Lebensmittel. Diese Lebensmittel fördern Ihre Ausdauer und sind nötig, um Ihre täglichen Aufgaben zu bewältigen, aber Sie sollten sie dennoch nur in Maßen zu ich nehmen.

„Tamasic"-Lebensmittel sind die Reste vom Vortag oder Pilze, Zwiebeln und Eingefrorenes/Eingelegtes. Um diese Lebensmittel zu verdauen ist viel Energie nötig und sie geben uns ein träges Gefühl. Das heißt nicht, dass diese Lebensmittel per se schlecht sind, aber da wir sie heutzutage sehr oft zu uns nehmen, müssen wir uns hier ein wenig zügeln.

Verstehen Sie Ihren Körper

An dieser Stelle ist es eine gute Idee, den Rat eines ayurvedischen Arztes einzuholen und alles über das Ungleichgewicht in Ihrem Körper herauszufinden. Findet sich kein vertrauenswürdiger Doktor in Ihrer Umgebung, können Sie Ihren Körper auch selber genau beobachten, um so viel wie möglich über ihn zu lernen.

Machen Sie den Dosha-Test

Sie können auch selber einen Dosha-Test durchführen um herauszufinden, welcher Dosha bei ihnen der dominante ist. Dies wird Ihnen helfen, eine Ernährungstrategie herauszuarbeiten, die Ihnen hilft, Ihrem Körper das zu geben, was er braucht und die Veränderungen Ihrer Gewohnheiten einfacher zu machen.

Stimmen Sie die Feinheiten Ihrer Diät ab

Mittlerweile sollten Sie an einem Punkt angekommen sein, bei dem Sie vertraut sind mit Ihrem Körper und Ayurveda. Fühlen Sie sich bereit und voller Energie für diese neue Herausforderung, dann können Sie nun mit der Feinabstimmung Ihrer Gerichte beginnen. Das bedeutet, dass Sie nun die Lebensmittel einkaufen, die zu Ihrem Dosha passen und Gerichte kochen, die zu Ihrem Körpertyp passen. Sie können vor allem die Lebensmittel verwenden, die gut für Ihren Körper sind.

Nehmen Sie sich Zeit

Konzentrieren Sie sich nicht zu sehr auf den Gewichtsverlust und verlieren Sie nicht die Motivation nach einigen Tagen. Nehmen Sie stattdessen den langsamen und kontinuierlichen Prozess wahr, der langsam Ihr Leben und Ihre Gewohnheiten ändern wird. Bei Ayurveda geht es nicht darum, besonders gut oder schnell zu sein. Es geht darum, in Harmonie mit Ihrer Umwelt zu leben. Statt dass Sie Lebensmittel in „gute" und „schlechte" Schubladen stecken, lassen Sie die „schlechten" Sachen langsam aus

Ihrem Speiseplan verschwinden und nehmen Sie sie nicht wieder auf.

Wenn wir eine Diät machen, vor allem für den Gewichtsverlust, kann der Druck nach Resultaten so stark sein, dass wir Details übersehen und das Gesamtbild darüber vergessen. Das Gesamtbild der ayurvedischen Diät ist es, gesund und vollwertig zu essen, natürliche Lebensmittel zu bevorzugen. Der Gewichtsverlust wird auf natürliche Art und Weise dazu kommen, ohne Ihr Leben unnötig zu erschweren.

Kapitel 3: Einige Spielregeln

Wir kommen heutzutage so schnell an Wissen und Informationen, dass man manchmal das Gefühl hat, damit erschlagen zu werden. Aber was ich Ihnen biete, ist eine Reihe von einfachen Regeln, die Ihre Verdauung verbessern und Ihnen helfen wird, sich an den ayurvedischen Regeln Ihrer Diät zu halten. Folgen Sie diesen 9 einfachen Regeln und Sie werden die Effekte der ayurvedischen Ernährungsweise schnell spüren.

Essen Sie, wenn Sie Hunger haben

Die beste Zeit, um zu essen, ist, wenn Sie sehr hungrig sind und Ihre letzte Mahlzeit bereits gut verdaut ist. Sind Sie wirklich hungrig? Manchmal erscheint uns auch Durst wie Hunger, wenn Sie also nicht sicher sind, was Sie fühlen, trinken Sie ein oder zwei Gläser Wasser. Wenn das Ihren Hunger stillt haben Sie Ihre Antwort!

Essen Sie langsam

Versuchen Sie, sich während des Essens nicht zu hetzen. Setzten Sie sich stattdessen hin und vermeiden Sie Ablenkungen wie Fernsehen, Bücher, das Telefon etc. Konzentrieren Sie sich auf Ihr Essen und genießen Sie jeden Biss.

Essen Sie , wenn ihr Körper es braucht

Jeder von uns hat andere Ansprüche an die Größe seiner Portionen, unterschiedliche Magengrößen und einen anderen Metabolismus. Deswegen sollten Sie nur bis zu einem Punkt essen, an dem sich Ihr Hunger gesättigt anfühlt. Hören Sie auf Ihren Körper und verstehen Sie die Signale, die er bei einem vollen Magen aussendet.

Essen Sie nur warme und frische Gerichte

Vermeiden Sie es, Lebensmittel direkt aus dem Kühlschrank zu essen, wenn Sie gut zu Ihrer Verdauung sein wollen. Heiße Gerichte wirken Wunder für Ihren Metabolismus und helfen Ihnen, die Lebensmittel schneller zu verdauen.

Essen Sie keine trockenen Gerichte

Saftige und leicht ölige Gerichte sind für Ihren Körper besonders wichtig, da Ihr Körper einige Nährstoffe nur über Öl aufnimmt. Sie werden nicht in Ihren Körper aufgenommen, wenn Sie nur trockene Lebensmittel zu sich nehmen. Sie könne gesundes Öl wie Olivenöl oder Kokosnussöl, die voller ungesättigter Fettsäuren stecken, essen und damit Ihrem Körper etwas Gutes tun.

Seien Sie vorsichtig mit der Kombination von Lebensmitteln

Wussten Sie, dass einige Ihrer liebsten Kombinationen von Lebensmitteln eigentlich ziemlich schädlich sind? Lebensmittel müssen sorgsam zubereitet werden, sodass sie zusammen das Gute für Ihren Körper tun, das sie sollen. Schlechte Kombinationen können Ihrem Magen schaden und sogar zu schwerwiegenden Problemen führen. Einige typische Kombinationen von Lebensmitteln die sie bei der ayurvedischen Diät vermeiden sollten sind zum Beispiel Bananen und Milch, Früchte und Joghurt, Zitronendressing und Gurke oder Tomatensalat etc.

Essen Sie bewusst

Würdigen Sie Ihre Mahlzeiten und verwenden Sie alle fünf Sinne, während Sie essen. Befolgen Sie diesen Tipp, werden Sie schnell merken, wie erfüllend Ihre Mahlzeiten werden.

Essen Sie Ihre Gerichte langsam

Kauen ist der erste Schritt zur Verdauung Ihres Essens. Essen Sie langsam, zerkleinern Sie Ihre Lebensmittel langsam und genießen Sie jeden Bissen.

Essen Sie jeden Tag zur selben Zeit

Die Natur arbeitet am besten, wenn Ihr Körper einer Routine folgt. Essen Sie daher jeden Tag zur selben Zeit.

Die Wichtigkeit der Sechs Geschmäcker bei der ayurvedischen Diät

Das Beste an der ayurvedischen Diät ist, dass sie die Wichtigkeit des Geschmacks verschiedenen Lebensmittel anerkennt, was es einfacher macht, einem Speiseplan zu folgen. Die Diät nutzt Geschmack zu Ihrem Vorteil und bringt trotzdem die Resultate, die Sie ersehnen.

Unser Körper braucht diese sechs Geschmacksrichtungen und daher müssen sie unbedingt ein Teil unserer Speiseplanung werden, damit wir uns nach unserem Essen zufrieden fühlen. Diese sechs Geschmäcker sind:

Süß – Zucker, Honig, Reis, Pasta, Milch, etc.
Salzig – Salz, jede salzige Speise
Sauer – Zitronen, harter Käse, Joghurt, Essig, etc.
Bitter – Blattgemüse, Kurkuma, Salat, etc.
Scharf – Chili, Cayenne, Ingwer, jedes scharfe Gewürz
Stopfend – Bohnen, Granatapfel, Linsen, etc.

Heißhunger kommt auf, wenn unserem Körper einer dieser sechs Geschmäcker fehlt. Sein Sie nicht einer dieser Menschen, die bittere und stopfende Lebensmittel vermeiden. Wussten Sie, dass bittere und stopfende Lebensmittel Ihr Verlangen nach Süßigkeiten schrumpfen lassen?

Alle diese Geschmäcker in der ayurvedischen Diät unterzubringen kann Ihre Gesundheit deutlich verbessern und Ihnen helfen, die ayurvedische Diät in Ihr Lebens einzubauen.

Jeder einzelne Geschmack, den wir kennen, besteht aus zwei Elementen – Süß zum Beispiel besteht aus Wasser und Erde, Sauer auf Feuer und Wasser, Salz aus Erde und Feuer, Bitter aus Luft und Äther und Stopfend aus Luft und Erde und Scharf aus Feuer und Luft. Diese Elemente sind sehr reich an Ihren Eigenschaften oder Gunas und können Ihre mentale und physische Gesundheit stark verbessern.

Diese Geschmäcker werden in der ayurvedischen Diät verwendet, die einer medizinisch-wissenschaftlichen Sichtweise mit Fokus auf Ganzheitlichkeit für Körper und Geist folgt.
Hier habe ich alle Geschmäcker in der Reihenfolge der einfachsten bis schwersten Verdaulichkeit aufgelistet. Nachdem Sie das gelesen haben, werden Sie nie wieder Ihr Dessert vor Ihrer Hauptspeise essen!

Süß

Der süße Geschmack besteht aus Wasser und Erde und wird verbunden mit dem Kapha. Dieser Geschmack ist vor allem kalt und schwer, aber auch sehr nährreich. Es ist sogar eines der nährreichsten aller Geschmäcker. Süßes Essen nährt unsere Gewebe und Blutplasma und kultiviert unseren Kontakt mit unserem Körper, sodass wir auf dem Boden bleiben und unser Leben besser genießen. Man sagt auch, dass süßes Essen die Fruchtbarkeit verbessert, aber zu viele Süßigkeiten den Körper träge machen. Süße Speisen sind zum Beispiel Getreide, Kürbis und Datteln.

Sauer

Dieser Geschmack besteht aus Wasser und Feuer. Saure Lebensmittel müssen mit Vorsicht gegessen werden, da zu viel oder zu wenig schnell zu einer Krankheit des Körpers führen kann. Zu viel des sauren Geschmacks kann zum Beispiel Infektionen hervorrufen und Sie aggressiv machen. In der richtigen Menge, jedoch weckt es den Geist und reinigt die Gedanken und Emotionen und lässt sie deutlicher erscheinen. Es ist sehr gut um die Verdauung anzuregen, aber zu viel davon kann die Fruchtbarkeit des Körpers beeinträchtigen. Saue Lebensmittel sind zum Beispiel Zitronen, Tamarinden, Wein, etc.

Salzig

Der salzige Geschmack besteht aus Erde und Feuer. Salz kann in Mineralien gefunden werden, jedoch nicht in Pflanzen. Ausreichend salziger Geschmack kann den Körper verdichten und verstärkt den Geschmack anderer Lebensmittel. Alles schmeckt besser, wenn man ein wenig Salz hinzufügt und es hilft, die Verdauung anzukurbeln. Jedoch kann zu viel Salz schlimme Folgen haben. Einige Beispiele von salzigen Lebensmitteln sind: Himalayasalz, Steinsalz, Seesalz, etc.

Scharf

Der scharfe Geschmack besteht auf Feuer und Luft. Scharfes Essen kann dabei helfen, die Verdauung anzuregen. Es hilft auch sehr dabei, unsere Gedanken zu reinigen und schwierige und komplizierte Themen besser zu verstehen. Auf der anderen Seite kann scharfes Essen jedoch auch zu Infektionen und Hämorriden führen. Scharfes Essen beinhaltet Gewürze, Pfeffer und Ingwer.

Bitter

Bitter besteht aus Äther und Luft. Dieser Lebensmitteltyp ist besonders für Menschen mit dem Kapha-Körpertypen geeignet und hilft bei, Stärke aufzubauen. Wegen der kühlenden Eigenschaften sind bittere Lebensmittel von Natur aus dafür geeignet, Abfallprodukte aus unserem Körper zu entfernen. Bittere Lebensmittel sind sehr gut dazu geeignet, den Geist zu reinigen. Es reinigt den Geist von steifen Emotionen und Obsessionen. Zu viel davon kann jedoch auch Sie bitter machen. Beispiele für bittere Lebensmittel sind Grüner Tee und Gemüse.

Stopfend

Dieser Geschmack besteht aus Luft und Erde. Alle Menschen, die in die Kapha-Kategorie fallen können von diesem Geschmack profitieren. Stopfende Lebensmittel sind ideal um Probleme wie Schlappheit und Schwäche zu behandeln. Der Geschmack eignet sich auch dafür, Ihr

Gehirn zu reinigen und zu stärken. Diese Lebensmittel sind außerdem gut dafür geeignet, dem Körper eine Balance zurück zu geben, die ihm sonst fehlt. Zu viel jedoch kann Sie nihilistisch machen. Grünes Gemüse und Kurkuma sind Beispiele für diesen Geschmack.

Das Wissen rund um diese Geschmäcker ist sehr wertvoll, wenn Ihr Dosha nicht in Balance ist. Werden die Geschmäcker in der richtigen Menge und passend zu Ihrem Dosha gegessen, können Sie Wunder wirken für Ihre verlorene Körperbalance. Wenn Ihr Körper gesund ist, können Sie diese Geschmäcker in Ihre Diät aufnehmen und somit alle Elemente der Natur verspeisen.

Kapitel 4:
Tipps zum Gewichtsverlust mit der ayurvedischen Diät

Leider leben wir in einer Gesellschaft, Menschen mit einem fülligen Körper auszugrenzen, und zwar nicht wegen der gesundheitlichen Folgeschäden, sondern einfach weil sie nicht in unsere gesellschaftlichen Vorstellungen von Schönheit passen. Diese Mentalität macht es hart für Menschen, sich zu konzentrieren und führt zu Stress. Wissen Sie, dass Stress einer der größten Gründe für Gewichtszunahme ist?

Die ayurvedische Diät kann helfen, aber wie weit? Es ist wichtig, dass alle Menschen realisieren, dass diese uralte Tradition in das eigene Leben eingebaut werden muss, und zwar nicht nur, um einen Bikinikörper zu erreichen!

Hier erkläre ich Ihnen, wie Sie ayurvedische Lebensmittel in Ihrem Speiseplan einbauen können.

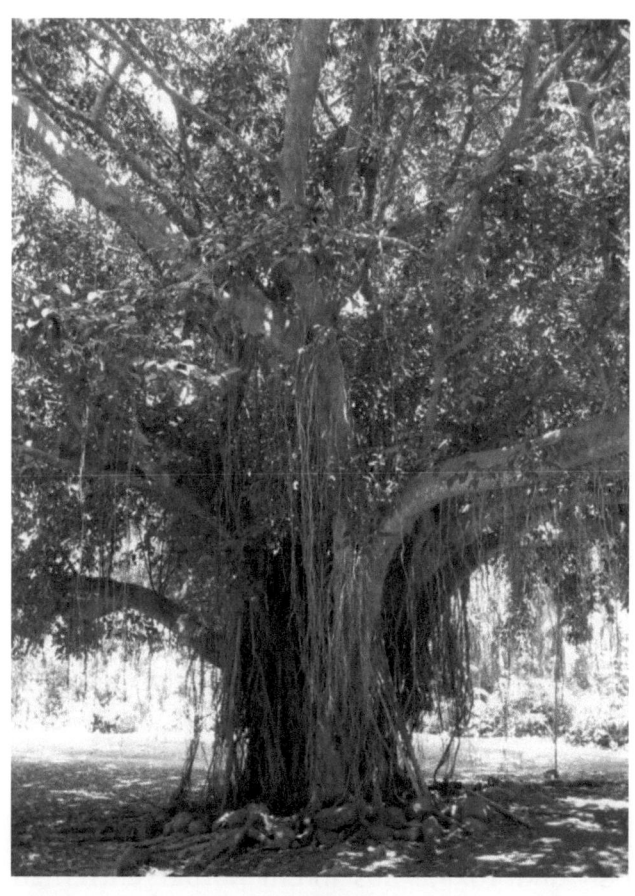

By Liné1 (Picture taken with my IXUS 800 IS) [GFDL (http://www.gnu.org/copyleft/fdl.html) or CC BY-SA 3.0 (http://creativecommons.org/licenses/by-sa/3.0)], via Wikimedia Commons

Was, Wann und Wie

Es gibt drei besonders wichtige Aspekte bei der ayurvedischen Diät – was, wann und wie Sie essen. Lassen Sie mich Ihnen diese drei Aspekte einzeln vorstellen.

Was Sie essen

Die besten Lebensmittel sind die, die aktuell geerntet werden. Die Natur kommt uns entgegen, wenn es um die Notwendigkeiten unseres Körpers geht. Zum Beispiel müssen Sie im Winter mehr Fette zu sich nehmen, um warm zu bleiben, während Sie im Frühling eher Lebensmittel mit wenig Fett und schleimlösenden Eigenschaften essen sollten, wie zum Beispiel Keimlinge, Früchte, Wurzelgemüse und ähnliche. Damit können sie auch Allergien vermeiden. Und da diese Lebensmittel Fett verbrennen und Toxine aus Ihrem Körper entfernen sind sie ideal für den Frühling.

Im Sommer, da die Monate sehr heiß sind, bietet die Natur uns kühle Früchte, die uns davor bewahren zu dehydrieren oder zu überhitzen.

Es gibt nicht so etwas wie „schlechtes" Essen. Wenn Sie ayurvedisch Essen, sollten Sie sich einfach auf die Lebensmittel richten, die gerade aktuell sind.

Wann Sie essen

Wenn Sie daran gewöhnt sind sechs Mahlzeiten am Tag zu essen, dann müssen Sie das sofort vergessen. Sechs-Mahlzeiten-Diäten sind keine Art zu leben sondern nur eine Hilfe, um niedrigen Blutzucker zu bekämpfen. Was Sie stattdessen tun sollten ist, das Herabsinken Ihrer Blutzuckerlevel zu einem solch tiefen Stand zu verhindern.

Um den Prozess des Gewichtsverlustes zu beginnen, sollten Sie am Tag drei Mahlzeiten zu sich nehmen, ohne Snacks dazwischen. Das wird Ihrem Körper dabei helfen, den Blutzucker von einem Mahl zum nächsten stabil zu halten. In der Zwischenzeit wird Ihr Körper das Fett der letzten Mahlzeit verbrennen. Wenn Sie allerdings einen Snack zu sich nehmen, muss Ihr Körper das Fett nicht verbrennen, sondern lagert es stattdessen ein.

Die beste Zeit, um Ihr größtes Mahl zu essen, liegt zwischen 10 Uhr und 14 Uhr, da unsere Verdauung dann am stärksten ist. Wenn Sie sich an diese Routine halten, wird Ihr Heißhunger nach einem süßen Snack innerhalb von zwei Wochen verschwinden.

Wie Sie essen

Essen Sie Ihre Mahlzeiten während Sie bequem sitzen und ohne jegliche Ablenkung. Genießen Sie Ihre gut vorbereiteten Mahlzeiten in einer entspannten, sozialen Umgebung- das ist besonders wichtig um eine Harmonie zwischen Körper und Geist herzustellen. Ihre Verdauung wird besser arbeiten, wenn sie entspannt sind. Als Resultat wird Ihr Geist von Ihrem Körper besser versorgt werden und sie können die Vorteile Ihrer ausbalancierten Gerichte besser genießen.

De ayurvedische Diät ist ein guter Weg um gesund ab zu nehmen und heilt nicht nur Übergewicht, sondern fördert auch ein gesünderes Leben - Ayurveda durch vor tausenden Jahren in Indien entwickelt und wird als eine Erweiterung zu Yoga angesehen. Beide Techniken konzentrieren sich auf eine gesunde Balance zwischen Geist, Körper und Seele helfen, einen gesünderen Lebensstil zu führen und folgen dem natürlichen Rhythmus der Jahreszeiten.

Sie können die folgenden Tipps zu Rate ziehen, um natürlich Gewicht zu verlieren. Diese Tipps werden Sie durch ein gesundes Leben führen und ganzheitlichen Gewichtsverlust möglich machen, ohne die Hilfe von unnatürlichen Dingen.

1. Die beste Möglichkeit, Ihren Magen am frühen Morgen zu stimulieren ist, ein Glas mit warmen Wasser und einem Spritzer Zitronensaft zu trinken. Trinken Sie dies auf nüchternen Magen und geben Sie sich selber einen frischen Start in den Tag.

2. Trainieren Sie jeden Tag mindestens 45 – 60 Minuten und zwar lang genug, sodass Sie auch Schwitzen. Wenn Sie diese frühmorgentliche Praktik befolgen, werden Sie einfach Gewicht verlieren, ohne sich zu überanstrengen. Wählen Sie eine Sportart, die Sie täglich machen können, für den Rest Ihres Lebens, und folgen Sie diesem Vorsatz ernsthaft.

3. Betreiben Sie Yoga oder Meditation jeden Tag für 10 – 15 Minuten sodass Sie Ihren Körper und Geist entspannen können angesichts der Herausforderungen unseres Alltags. Dies ist der beste Weg, um Stress loszuwerden und hilft uns, den Fokus auf unsere täglichen Aktivitäten zurück zu gewinnen. Stress ist einer der Hauptgründe für Übergewicht, den man einfach loswerden kann durch Entspannung dank Yoga und Meditation.

4. Essen Sie drei Mahlzeiten am Tag und nehmen Sie zwischendurch keine Snacks zu sich. Ihr Körper verbrennt Fett nicht, wenn Sie ihn regelmäßig füttern. Beginnen Sie mit einem leichten Essen zwischen 7.30 Uhr und 9.00 Uhr morgens. Ihre größte Mahlzeit sollten Sie zwischen 10.00 Uhr und 14.00 Uhr zu sich nehmen und die kleinste zwischen 17.30 Uhr und 20.00 Uhr.

5. Passen Sie Ihre Ernährung der Tages- und Jahreszeit an. Sommertage sind lang und heiß und in dieser Jahreszeit

wachsen Früchte und Gemüse, die von Natur aus viele Kohlenhydrate besitzt und unseren Körper kühl und aktiv halten. In den Wintermonaten, jedoch, finden Sie viele Wurzelgemüse, Nüsse, Früchte und Samen, Käse, schwere Fleischsorten, gelagertes Getreide, etc. Diese Lebensmittel sind warm und können uns also auch im kalten Winter warm halten. Wenn die Jahreszeit feucht ist, wie der Frühling, wachsen in der Natur viele Blattgemüse und Früchte, aber auch Keime, die unseren Körper vom schweren Winteressen reinigen. Wenn wir natürlich essen und uns von dem ernähren, was die Natur bereitstellt, ist unsere Körper immer bestens versorgt.

6. Vergessen Sie nicht, die sechs ayurvedischen Geschmäcker in Ihren Speiseplan zu integrieren – süß, sauer, bitter, salzig, scharf und stopfend. Jedes dieser Geschmackselemente arbeitet harmonisch zusammen um die Balance in unseren Körpern herzustellen. Da wir heutzutage zu viel Süßes, Salziges oder Saures essen, wurde es schnell zu einem der Hautgründe erklärt, weswegen es so

viel Übergewicht gibt. Andere Lebensmittel, zum Beispiel bittere Blattgemüse, scharfe Pfeffer und stopfende Gra-
natapfelsamen können die krankma-
chenden Effekte von Salzig, Sauer und
Süß stoppen.

7. Es ist am besten, wenn Sie sich nach jeder Mahlzeit kurz bewegen. Wenn Sie
sich nach dem Abendessen bewegen
wirkt das Wunder für Ihre Verdauung.
Tun Sie dasselbe nach dem Mittagessen
und gehen Sie für mindestens 10 – 20
Minuten in einer normalen Geschwin-
digkeit. Sie können Ihre Verdauung noch
weiter verbessern, wenn Sie sich nach
diesem Spaziergang für 10 Minuten auf
Ihre linke Körperseite legen.

8. Sie können Balance in Ihrem Hormon-
haushalt bringen indem Sie bei Sonnen-
untergang Schlafen gehen und zum
Sonnenaufgang aufstehen. Das Beste,
das Sie für Ihren Körper tun können, ist
Ihrem Biorhythmus zu folgen. Früher
hatten unsere Vorfahren nichts, was Sie
in der Nacht wach halten konnte und
daher sind Sie mit dem Sonnenunter-

gang ruhiger geworden. Heute halten jedoch die hellen Bildschirme unserer Smartphones und Laptops uns wach und rauben uns unseren Schaf. Schlafen Sie zwischen 7 und 9 Stunden pro Nacht, um ihrem Körper eine vollkommene Erholung zu ermöglichen. Dies hilft Ihnen auch, ihr Kortison auf einem gesunden Level zu halten – Schwankungen können zu Gewichtzunahme führen.

Diese Tipps sind geeignet für natürlichen Gewichtsverlust und haben einen tiefgreifenden Einfluss auf unser Leben. Folgen Sie diesen Schritten während Sie die ayurvedischen Diät durchführen, werden Sie den besten Erfolg bei einer stressfreien Reduktion Ihres Gewichts haben. Sie können einen Schritt nach dem anderen probieren und all dies in Ihren Tagesablauf integrieren. Der Trick ist, der Natur so nah wie möglich zu bleiben, wenn Sie Gewicht und nicht Ihren Verstand verlieren wollen.

Fazit

Bei der ayurvedischen Diät geht es darum zu Essen – und zwar gut. Bei Gewichtszunahme geht es nicht darum, wie viel wir essen, sondern wie viel wir wovon essen. Das ist genau das Problem, das die ayurvedische Diät anspricht und anpackt.

Durch dieses Buch zeige ich ihnen den Zusammenhang zwischen der Natur und unserer Ernährung. Mit Hilfe der ayurvedischen Prinzipien erreichen Sie nicht nur einen natürlichen Gewichtsverlust. Die ayurvedische Ernährung ist eine Methode für Gesundheit und Wohlbefinden.

Ich habe Tipps und Grundwissen verwendet, um Sie darauf vorzubereiten, eine fundierte Entscheidung zu treffen, ob die ayurvedische Diät etwas für Sie sein könnte.